SITZUNGSBERICHTE DER SÄCHSISCHEN AKADEMIE
DER WISSENSCHAFTEN ZU LEIPZIG

Mathematisch-naturwissenschaftliche Klasse
Band 108 · Heft 3

HASSO ESSBACH

DIE BEDEUTUNG DER MORPHOLOGIE IN DER HEILKUNDE

Mit 13 Abbildungen auf 8 Kunstdrucktafeln und 1 Textabbildung

AKADEMIE-VERLAG BERLIN
1968

Vorgetragen in der Sitzung vom 22. Januar 1968
Manuskript eingeliefert am 12. Februar 1968
Druckfertig erklärt am 17. Juni 1968

Erschienen im Akademie-Verlag GmbH, 108 Berlin, Leipziger Straße 3—4

Lizenznummer: 202 · 100/555/68
Gesamtherstellung: VEB Druckhaus „Maxim Gorki", 74 Altenburg
Bestellnummer: 2027/108/3 · ES 17 C
12,80

Die Notwendigkeit, über die Bedeutung der Morphologie in der Heilkunde zu sprechen, ergibt sich aus der Situation unserer Zeit. Wer von uns noch im aktiven Lehr- und Forschungsbetrieb steht, weiß, daß uns von höchster Ebene aus die Aufgabe einer Reformierung, d. h. Qualifizierung und Konzentrierung des Studiums und einer Präzisierung der Forschungsvorhaben mit Konzentrierung auf Forschungsschwerpunkte gestellt ist, und daß davon besonders die naturwissenschaftlichen Disziplinen betroffen sind. Es ist die ungeheuere Entwicklung auf allen Gebieten der naturwissenschaftlichen Forschung, welche eine Umbewertung alter Lehrmuster und Forschungsprinzipien erfordert. Bei diesem Umbruch etwas Dauerhaftes und zugleich Elastisches mit guter Prognose zu schaffen, ist ein schwieriges Unterfangen, und es ist nicht ganz unverständlich, wenn es dabei zwischen den beteiligten Disziplinen zu Rivalitäten bezüglich der Einschätzung ihres Ausbildungsbeitrages kommt. In der Medizin ergeben sich solche Diskrepanzen besonders zwischen den morphologischen Fächern und der Biochemie. Nun steht zwar außer Frage, daß die Biochemie eines der wichtigsten Forschungsgebiete für die Medizin ist und daß dort Wissensfakten erarbeitet wurden, die von vielleicht säkularer Bedeutung sind, wie z. B. die Enträtselung des genetischen Codes. Es ist aber trotz alledem nicht zu akzeptieren, wenn von seiten einiger zweifellos höchst qualifizierter Biochemiker der Vorwurf gemacht wird, daß die Morphologie in der Medizin eine Sache von ganz untergeordneter Bedeutung sei und damit die Unterweisung in diesen Fächern z. B. in Anatomie, Pathologie, Embryologie wesentlich reduziert werden müsse. Es wurde sogar gesagt, daß es genügen könnte, wenn die Anatomie der Eingeweide behandelt würde. Nun soll man ja auch eine über das Ziel hinausschießende Kritik ernst nehmen, wenn es um eine wichtige Sache geht.

Wie also steht es um die Belange der Medizin? Mit welcher Begründung und Berechtigung verteidigt die Mehrzahl der Ärzte die Bedeutung der Morphologie in der Heilkunde?

Das Werden der morphologischen Betrachtungsweise in der Medizin wird — glaube ich — klar, wenn man die theoretische Untermauerung der Heilkunde in den geschichtlichen Epochen betrachtet. Die Medizintheorie findet vor allem im Begriff der Pathologie, der Lehre vom Leiden, vom krankhaft veränderten Leben, ihren Ausdruck.

Eine geschichtliche Rückschau zeigt, daß je nach dem Stand der geistes- und naturwissenschaftlichen Erkenntnisse der geschichtlichen Epoche eine inhaltliche Wandlung des Pathologiebegriffes in Erscheinung tritt.

Die Griechen waren die ersten, die eine abendländische Medizintheorie entwickelten. Diese wird als *Humoralpathologie* bezeichnet, weil man Krankheit als Folge einer Veränderung der Körpersäfte — des Blutes, des Schleimes und der Galle — auffaßte und vor allem eine falsche Mischung — eine Dyskrasie dieser Säfte spekulativ — als Kausalfaktor eines Leidens betrachtete. Hauptvertreter war bekanntlich HIPPOKRATES (um 400 v. u. Z.).

Diese Lehre bestand über Jahrhunderte. Sie erfuhr eine gewisse Verdichtung durch GALEN (um 130 u. Z.), der auf Grund von Tiersektionen auch gewisse Veränderungen an Organen und Gewebssystemen als mögliche Krankheitsursache gelten ließ, allerdings ohne dem besonderes Gewicht beizumessen. So bildete praktisch die Humoralpathologie und Krasenlehre bis zur Renaissance den Codex der Medizin.

Abgelöst wurde die Humoralpathologie durch die *Solidarpathologie*, die das Krankheitsgeschehen mit Veränderungen der festen Teile des Organismus in Zusammenhang brachte. Voraussetzung für die Entwicklung in eine solche Richtung war das Wissen um den normalen Bau des menschlichen Körpers und damit die Notwendigkeit der Erforschung der anatomischen Struktur seiner Gewebe und Organe. Diese Voraussetzung blieb Vorbedingung für das Erkennen abwegiger, d. h. krankhafter Umformungen.

Erste Ansätze zu einem solchen naturwissenschaftlichen Forschungsbeginn gab es interessanterweise schon 300 v. u. Z. im Alexandrinischen Kulturbereich. HEROPHILOS kann als erster Anatom und ERASISTRATOS als erster Solidarpathologe bezeichnet werden. Der Anatom beschrieb Organe und Körperteile und analysierte deren Beziehung zueinander. Er entdeckte den Zusammenhang von Nerven und Gehirn, erkannte die Bedeutung der Verdauungsorgane, das Herz als Ursache des Pulses und gab erste Beschreibungen des Auges und der Sehnerven. Solche Aussagen waren möglich, da Sektionen durchgeführt werden konnten und Vivisektionen an Verbrechern gestattet waren.

ERASISTRATOS entdeckte als erster durch Obduktionen Strukturabweichungen von der Norm, z. B. die Schrumpfleber u. a. und versuchte eine Synthese zwischen pathologisch-anatomischen Befunden und Krankheitserscheinungen. Solche Bestrebungen aber blieben Ansätze. Das Schwinden des Kulturzentrums ließ auch diesen ersten Keimling naturwissenschaftlicher Forschung verdorren. Die bequemere Theorie der Humoralpathologie beherrschte weiter das Feld. Die von der Zeitenwende ab aufkommende Hirarchie des Katholizismus ließ dann auch späterhin auf medizinischem Gebiet keine naturwissenschaftliche Forschung aufkommen.

Grundsätzlich änderte sich die Situation zur *Renaissance*. Sie weckte, wie auf künstlerischem Gebiet (Tizian, Michelangelo, Raffael, Leonardo da Vinci) und auf religiösem Gebiet (Luther) die Geister auch in den naturwissenschaftlichen Disziplinen (Kopernikus, Keppler, Galilei). Wie auf vielen anderen Gebieten, so hat der geniale Leonardo da Vinci auch für die medizinische Forschung einen ersten Beitrag geliefert indem er, im Bestreben die Anatomie des GALEN wiederzuerwecken, etwa 30 Sektionen an Menschen durchführte und seine morphologischen Beobachtungen gewissenhaft zeichnerisch festhielt und beschrieb.

Der hier aufgebrochene Quell naturwissenschaftlicher Erkenntnis sollte nun nicht mehr versiegen. So kam es zur wissenschaftlichen Reformation der Medizin. Zunächst sind die Anatomen am Werk. VESALIUS betreibt als erster systematische Anatomie und wird zum eigentlichen Schöpfer einer wissenschaftlichen Methodik. Er schreibt als Niederschlag eigener Forschungsergebnisse die erste Anatomie „*De Humani corporis fabrica*".

Die Bestrebungen des VESALIUS wurden in der Folge von Anatomen weitergeführt. Die Beschäftigung mit der Anatomie hatte bei der systematischen Bearbeitung im Laufe der Jahrzehnte zu Beobachtungen zahlreicher pathologischer Befunde geführt, und es lag in der Natur der Sache, daß sich daraus eine *pathologisch-anatomische Wissenschaft* entwickelte. MORGAGNI ist dann der erste, der die pathologische Anatomie zu einem selbständigen Wissenszweig erhebt. Er versucht, in systematischer Weise pathologische Strukturveränderungen zu erfassen und eine anatomische Lokalisation der verschiedenen Krankheitsvorgänge herauszuarbeiten. Den Hauptsitz der Erkrankungen verlegt er in die Organe. Seine Erkenntnisse fanden Niederschlag in seinem Buch: „*De sedibus et causae morborum*" (von Sitz und Ursache der Krankheit). Grundsätzlicher Fehler bei seinen Definitionen war, daß er die Krankheitsprodukte den Krankheitsursachen gleichsetzte.

BICHAT kann schließlich als erster Solidarpathologe bezeichnet werden. Seine wichtigsten Erkenntnisse sind, daß jedes Gewebe, soweit es die gleiche Struktur, dieselben Eigenschaften und gleiche Disposition hat, auch überall die gleichen Formen von Krankheitsveränderungen aufweist. Er erkannte auch, daß ein Teil nicht immer als Ganzes, sondern auch in seinen einzelnen Gewebsarten von Krankheitsveränderungen befallen werden kann. „Einige fieberhafte und nervöse Leiden ausgenommen, gehören alle anderen in den Bereich der pathologischen Anatomie", d. h. gehen mit Strukturveränderungen einher.

In ROKITANSKY erreicht die Erforschung der mit dem bloßen Auge wahrnehmbaren Krankheitsveränderungen ihren Abschluß, und als wichtigste Forderung der Medizin wurde zum erstenmal ausgesprochen, daß zur Beurteilung der klinischen Erscheinungen am Lebenden grundsätzlich die Erfahrungen aus Sektionsbefunden herangezogen werden müssen.

In dieser Epoche kam durch die Erfindung des Mikroskopes eine neue Forschungsmethode zur Entwicklung, mit der LEUWENHUEK Mikroorganismen, SCHLEIDEN die Pflanzenzelle und SCHWANN die tierische Zelle entdeckten. Damit war der Grundstein zur ungeahnten Erweiterung der Anatomie und Pathologie, zur histologischen Analyse der Gewebe und der pathologischen Veränderungen gelegt worden. Es ist das Verdienst von Rudolf VIRCHOW, die morphologischen Erkrankungserscheinungen *im mikroskopischen Bereich* analysiert und erforscht zu haben. Damit verdankt ihm die Medizin die *Klärung der Histogenese der krankhaften Umformungen*. Da die Krankheitsprodukte sich als zelluläre Alterationen erweisen, war es für VIRCHOW naheliegend, die Zellen als das wirklich letzte eigentliche Formelement aller lebendigen Erscheinungen und damit auch als Träger der pathologischen Zustände zu erklären. So wurde er zum Begründer der *Zellularpathologie*. In diesem — seinem Hauptwerk — wird der Krankheitsvorgang in die Zelle verlegt, und Krankheit ist nach ihm „Zelltätigkeit unter abnormen Umständen". Das Bleibende an diesem Werk ist, daß im mikroskopischen Bereich die *formale Genese* der Krankheitserscheinungen geklärt wurde, wohingegen Fragen zur kausalen Genese offenbleiben mußten.

Die Zellularpathologie VIRCHOWS hat im Laufe der Zeit bestimmte Einschränkungen erfahren. Andererseits aber konnte sie, wie wir sehen werden, durch Erweiterung der mikroskopischen Technik und durch Entwicklung der Ultramikroskopie wesentlich vertieft werden.

Diese kurze medizingeschichtliche Rückschau zeigt uns also, daß rund 2000 Jahre nötig waren, um die morphologischen Phänomene zu erfassen, die bei Krankheitsprozessen entstehen, verbleiben oder vergehen.

Es fragt sich nun, ob die auf diesem Weg ermittelten Fakten, diese auf morphologischem Gebiet gesammelten Erkenntnisse auch heute noch im medizinischen Denken, in der ärztlichen Diagnostik und Therapie und im akademischen Unterricht Bedeutung haben, und ob es zeitgemäß und sinnvoll ist, in der Medizin noch Grundlagenforschung auf morphologischem Gebiet zu betreiben. Dies soll im folgenden kurz untersucht werden.

Was die Problematik des praktizierenden Arztes und Facharztes in der Heilkunde anlangt, so sind besonders einige Krankheitsbilder geeignet, die Situation zu beleuchten. Es ist ein wichtiges Faktum, daß die kausale Genese einer Krankheit oft *nicht* die Krankheitssymptomatik bedingt. Ein wichtiges Beispiel liefert die *Arteriosklerosekrankheit*. Kausal betrachtet handelt es sich um ein gestörtes Stoffwechselgeschehen an bradytrophem Gewebe der Innenschicht der arteriellen Gefäßwand. (Abb. 1). Dieser Umformungsprozeß vollzieht sich schleichend über Jahre und Jahrzehnte. Er führt zu einer Verdickung der Intimaschicht und zu einer allmählichen Einengung und Drosselung des Gefäßquerschnittes, und diese Einengung ist es, welche Krankheitssymptome auslöst. Also erst die strukturelle Gefäßwandumbildung mit Stenose der Lichtung bedingt das Leiden. Die Anoxie, besonders an kontraktilen Geweben wie an der Skelettmuskulatur und an der Herzmuskulatur, führt dann zu Schmerzattacken und schließlich zu Absterbevorgängen mit Nekrosen, so bekannt an den Gliedmaßen, gefürchtet am Herzmuskel als Myokardinfarkte (Abb. 2) und am Gehirn als Hirnerweichungen und Blutungen mit dem Phänomen des Schlaganfalles. Gewiß kommt es konkomitierend zu pathophysiologischen Reaktionen, die man mit bestimmten Pharmaka beeinflussen kann. Es ist aber nicht gelungen, eine Rückbildung einmal vorhandener Formveränderungen und Stenosierungen zu erreichen. Eine Möglichkeit in diesem Sinne wäre nur gegeben, wenn man die Gefäße eröffnen und die verdickten Stellen operativ entfernen könnte. Dies ist versucht worden, praktisch ohne Erfolg. Denn die Konsequenz eines solchen Eingriffes führt zu einem Sekundärgeschehen, zu einer Blutgerinnselbildung an der malträtierten Gefäßwand, und damit wird mechanisch ein neuer Verschluß besiegelt. — Ein anderes morphologisches Korrekturunterfangen könnte im *Gefäßersatz* durch Gefäßprothese erreicht werden. Die bisherigen Erfolge sind wenig ermutigend. (Abb. 3). So ist also die Arteriosklerose, wofern sie sich als Leiden manifestiert, praktisch ein morphologisches Problem.

Eine fast entsprechende Situation ergibt sich bei den *Geschwülsten*. Kausalgenetisch betrachtet handelt es sich um einen wohl biochemischen, latent verlaufenden Kanzerisierungsprozeß, der durch vielerlei Agentien iduziert werden kann oder vielleicht auch durch immunologische Abartigkeiten der zum Tumor disponierenden Zellen ausgelöst wird. Dem Wesen nach aber liegt ein *Produkt aus pathologischen Körperzellen* vor, denen ein autonomes Wachstum eigen ist und wobei die Verhaltensweise dieser lebenden Zellmasse und ihr gestaltliches Gebaren letztlich eine pathologische Strukturbildung darstellt und die Progressivität dieses Wachstumsexzesses zur Zerstörung orthologischer Umgebungsstrukturen führt. (Abb. 4—5).

Dieses pathologische Strukturverhalten entfesselt aber erst die nosologische Symptomatik der malignen Geschwulst. Grobdiagnostik, Feindiagnostik und selbst der Effekt der Therapie ergeben sich letztlich aus morphologischen Erhebungen, aus strukturellen Abweichungen und Phänomenen. Manuelle und optische Untersuchungen mit Otoskop, Laryngoskop, Bronchoskop, Rektoskop erfassen letzlich Strukturabweichungen von der Norm. Das Röntgenbild und die Biopsie mit mikroskopischer Feinstrukturanalyse des gewonnenen Gewebsanteiles vom Lebenden (Abb. 6), dies alles sind letzlich Methoden, die Strukturabweichungen vom orthomorphen Gebilde nachweisen und damit den pathologischen Prozeß erkennen lassen und zu deuten gestatten. Als Therapie gilt heute immer noch, daß man den Krebs ganz frühzeitig als morphologisches Gebilde fassen und begrenzen kann, und daß eine Exstirpation durchgeführt wird. Dies ist aber eine morphologische Korrektur der pathologischen Situation. Wo Röntgen- und Radiumstrahlen zum Einsatz kommen, erstreben wir eine Strukturvernichtung der Krebszelle. Dies ist auch heute nur in seltenen Fällen zu erreichen. Bestimmte Hormone und Zytostatika wirken wohl retardierend, haben aber echte Heilung noch nicht zuwege gebracht.

Diese Betrachtung verweist uns auf einige Disziplinen in der Medizin, in denen die Anatomie und Pathomorphologie eine vordergründige Rolle spielen, da sie es mit Korrekturen pathologischer Strukturverhältnisse zu tun haben. Dies sind die Chirurgie in ihren verschiedenen Sparten, die Orthopädie, die Gynäkologie und andere operative Fächer (Abb. 7). Ohne exakte Kenntnisse der orthologischen Struktur und Funktion der Organe und Gewebe ist eine chirurgische Diagnostik und Therapie undenkbar. Die Hilfswissenschaft Röntgenologie arbeitet mit Schattenbildern orthologischer und pathologischer Strukturen, und die Kenntnisse über diese Dinge müssen in den operativen Fächern vorausgesetzt werden.

Auch bei den *Internisten* gibt es eine Fülle morphologischer Probleme bezüglich der Folgezustände vieler Krankheiten. Es würde ins uferlose führen, die verschiedenen Krankheitsprozesse auf solche Komponenten hin zu untersuchen. Nur einige Beispiele seien angeführt. Bei toxischen und infektiösen *Leberprozessen* bedingt oft, abgesehen vom Nachweis bedeutender Parenchymzerstörungen, die entzündliche *Narbenbildung* eine geradezu neue Symptomatik durch morphologische Defektheilung (Abb. 8). So führt z. B. die Schrumpfleber durch Vernarbung des Organes zur gewaltigen und progressiven Einengung der Blutstrombahn der Pfortader mit Bluthochdruck im Pfortadersystem, mit Ausbildung von Kollateralbahnen zum Venensystem des großen Kreislaufes und dort in etwa 30% zum Platzen eines Blutgefäßes mit tödlicher Verblutung.

Ein eindrucksvolles Beispiel ergibt auch die Betrachtung der *Lungenentzündung*, wo schon im akuten Stadium einer Pneumonie bedeutende morphologische Komponenten in Erscheinung treten. Die Lungenbläschen füllen sich mit Fibrin und Eiterzellen, einer breiig-filzigen Masse, welche die Lichtung verstopft und die Lunge verfestigt und zur Atmung unfähig macht. So entsteht eine Phase der morphologischen Strukturveränderung des Organes, die lebensbedrohlich ist, zum Glück aber meistens transitorischen Charakter hat, da der Alveolarinhalt durch enzymatische Auflösung und Resorption beseitigt wird. Nicht selten aber kommt es vor, daß eine lappenfüllende Lungenentzündung durch *Auftreten von Narbengewebe* heilt, das sich in den Lungenbläschen entwickelt und zum mechanischen Verschluß der Alveolen und damit zum bleibenden Funktionsausfall ganzer Lappen führt, da ein einmal gebildetes Narbengewebe sich nicht wieder auflöst (Abb. 9).

Die Behandlung eines solchen Narbenzustandes besteht heute in der operativen Entfernung eines solchen funktionell wertlosen Lappens, also durch morphologische Therapie.

Auch *Herzklappenfehler* sind morphologische Probleme. Angeboren oder erworben können düsenartige (Abb. 10) oder knopflochförmige Einengungen der Herzostien vorliegen, welche die Blutstrombahn fast völlig blockieren. Es sind schwerste zweckwidrige Formfehler, die erst in jüngster Zeit chirurgisch durch Spaltung oder Prothese korrigierbar geworden sind. 20000 Menschen tragen in Amerika bereits Herzklappenprothesen. Den Höhepunkt morphologischer Ersatzleistung stellt schließlich die erst in unserer Zeit gelungene Herztransplantation dar.

Ein besonders wichtiges Kapitel für unsere Betrachtungen ist auch das *Mißbildungsproblem.* Mit Ausnahme der erbbedingten Stoffwechselanomalien handelt es sich um Fehler der Form- und Strukturentwicklung während der Embryonalzeit. Erst die Kenntnis der Orthologie, der Embryonaldifferenzierung der Körpergrundform, der Organe und Gewebssysteme und die Erkenntnis der Abhängigkeit der Strukturdifferenzierung von den Determinationsperioden während der 12-wöchigen Keimlingsentwicklung hat zum Verständnis pathologischer Strukturen mißgebildeter Kinder geführt und zu der Einsicht, daß die einmal frühembryonal geprägte Mißform niemals durch Selbstkorrektur berichtigt wird.

Die diagnostische Erfassung von Mißbildungen ist Strukturdiagnose, nicht nur bei Defekten der äußeren Form (Abb. 11a), sondern auch bei Eingeweidemißbildungen (Abb. 11b). Letztere sind schwierig exakt zu erfassen, wenngleich sie besonders schwerwiegend sein können, wie etwa Verschlüsse der Speiseröhre oder des Dünndarmes und Mastdarmes, die

Herzformfehler in beträchtlicher Vielfalt und oft extremer Kompliziertheit oder auch Formfehler des Urogenitalsystems und auch Differenzierungsfehler des Skelettsystems. Ärztliche Hilfe kann fast nur durch operative Korrektur dieser Strukturanomalien erbracht werden. Dabei ist oft ein gewaltiger Aufwand nötig und ganz neue Methoden, z. B. bei Herzmißbildungen Anwendung der Herz-Lungen-Maschine, die künstliche Niere, neue Narkosemethoden und anderes sind entwickelt worden und werden angewandt.

Man wird hier einwenden können, die Mißbildungen seien bezüglich der kausalen Genese kein morphologisches Problem. Dies ist aber nur für eine bestimmte Gruppe, für die sogenannten Phänokopien richtig. Die Phänokopien sind Nachahmungen von Mißbildungen, wie sie durch primäre Schäden des Genoms ausgelöst werden können, und zwar werden diese Kopien durch postkonzeptionelle exogene, diaplazentar sich auswirkende Keimschäden verursacht, wie z. B. durch das Contergan. Die erbbedingten Fehler aber sind durch *Strukturanomalien der Chromosomen* ausgelöst. Und eben diese Erkenntnis verdanken wir der *Kernstrukturanalyse* von Geschlechts- und Körperzellen, die mit einer modernen morphologischen Untersuchungsmethode durchgeführt wird.

Damit berühren wir bereits die Problematik der medizinisch-morphologischen *Grundlagenforschung.*

In der Embryologie — der Lehre vom fließenden Gestaltbildungs- und Gestaltwandlungsprozeß — spielt, dies steht außer Zweifel, der Bereich der morphologischen Problematik neben dem Forschungsgebiet der Biochemie eine ganz bedeutsame Rolle. Weder im anatomischen, noch im pathologisch-anatomischen Bereich sind bislang alle Strukturprobleme geklärt. Und darüber hinaus sollte man nicht vergessen, daß auch das Werden induktiver Kräfte und enzymatischer Faktoren im Entwicklungsprozeß sich in der Forschung durch Strukturbildung verrät, und sei es auch nur durch chemische Nachweisreaktion, die mit histochemischen, mikroskopischen oder ultramikroskopischen Methoden strukturell ortsgebunden sichtbar gemacht werden können.

Besonders sinnfällig wird die Bedeutung der Strukturanalyse auf dem Forschungsgebiet der *Genetik.* Die Zusammenhänge zwischen Formfehlern und Chromosomanomalien der Geschlechtszellen sind durch den Nachweis von Strukturanomalien der Chromosomen klar geworden. Die Feststellung von Chromosomenzahl und Formanomalien ist ein reines Strukturproblem. Hier geht es um die Sichtbarmachung, Zählung und Ausmessung dieser Kernstrukturen. Es werden dabei also Strukturgebilde erfaßt und analysiert. Diese einfache Methode, die allerdings eine Züchtung individueller Zellen des zu analysierenden Objektes zur Voraussetzung hat, hat zu überraschenden Erkenntnissen auf dem Gebiet der Erblehre geführt. Wir haben aus dieser Strukturanalyse kennengelernt, daß Unterzahl und Überzahl von Chromosomen im Genom und in den Körperzellen zu gesetzmäßigen Mißbildungskomplexen führen.

Man hat bislang Plus-, Minus- und Defektvarianten im Chromosomenbestand ermitteln können.

1. Eine Überzahl der Chromosomensätze oder aber das Nebeneinander verschiedener Sätze in den gleichen Zellen, was man als Mosaik bezeichnet.
2. Überzahl von somatischen Chromosomen, besonders als Trisomien, d. h. Verdreifachung bestimmter Chromosomen,

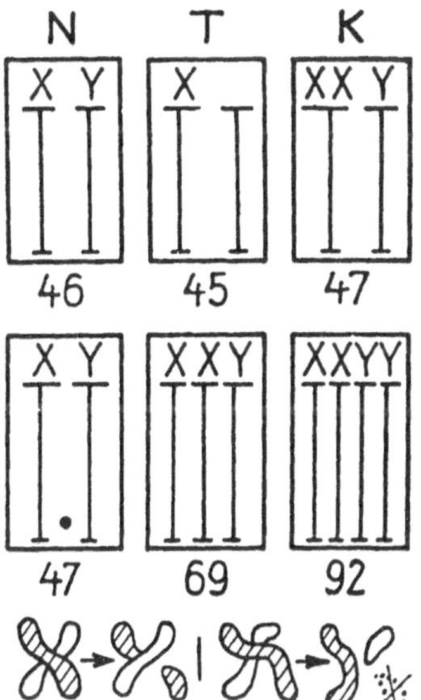

Störungen im Chromosomenbestand

Oben: N = Normzahl, 46 Chromosomen, davon 2 Geschlechtschromosomen, X = weiblich, Y = männlich
T = Turnersyndrom, 45 Chromosomen, fehlendes Y.
K = Klinefelder-Syndrom mit 2 oder mehreren weiblichen Geschlechtschromosomen.

Mitte links: überzähliges somatisches Chromosom, z. B. bei Langdon-Down'scher Erkrankung. Mitte: 69 Chromosomen, Vermehrung durch zusätzlichen ganzen Chromosomensatz, sogenannte Triploidie. Rechts: 92 Chromosomen, Vermehrung durch 2 ganze Chromosomensätze. Unten links: Hemmung bei Abspaltung der Chromosomenpaare mit Teilverschmelzung und Lösung nur eines Chromosomenstückes. Rechts: Chromosomenbruchstückverlust.

3. überzählige Geschlechtschromosomen und
4. Bruchstückverluste, Bruchstückverlagerungen und Bruchstückfehlaustausch von Chromosomen.

So wurde bereits eine große Zahl von Mißbildungssyndromen geklärt. Es würde zu weit führen, hier diese Dinge im einzelnen darzustellen. Als Beispiel für die einzelnen Gruppen möge gelten, daß Anomalien der Geschlechtschromosomen vorliegen: beim Turnersyndrom mit fehlendem Y; beim YY-Syndrom mit doppeltem X und doppeltem Y, einer Konstellation, die besonders bei Gewaltverbrechern gefunden wurde; beim Klinefelder-Syndrom mit Chromosomenüberzahl und vermehrten X-Chromosom; beim Mongolismus Trisomie des Chromosoms 21 und schließlich die Gruppen der Polyploidien mit 2 bzw. 3 Chromosomensätzen in der einzelnen Zelle, wobei sich ergeben hat, daß Individuen dieser Art meist auch intrauterin nicht lebensfähig sind und es dabei zumeist zu einem sogenannten habituellen Frühabort kommt. Alle diese Dinge hätte man ohne diese morphologische Forschungsmethode nicht geklärt.

Nun ein Wort zur *Histologie* als morphologischem Terrain der Medizin. Daß die Histologie nicht nur als Hobby der Anatomen und Pathologen und allenfalls als Ausbildungskomplex der Medizinstudenten zu gelten hat, sondern infolge ihrer hohen und präzisen Aussagekraft bei der Diagnostik am Lebenden in der Klinik eine immer größere Bedeutung erlangt, werden klinisch tätige Ärzte, vor allem Chirurgen, Internisten, Dermatologen, Pulmologen und Gynäkologen bestätigen. *Aus der Tumorfrühdiagnostik ist die bioptische Histologie nicht mehr wegzudenken.* Sie entscheidet meist das therapeutische Vorgehen und gibt Hinweise auf die Prognose des Leidens (Abb. 12). Dies sei ein Schlaglicht auf die praktische Seite.

Wo besteht heute aber die Beziehung zur medizinischen Forschung? Sie liegt auf dem *Gebiet der Histochemie*, die sich zu einem besonders wichtigen Zweig der modernen medizinischen Grundlagenforschung entwickelt hat. Es handelt sich um eine Methode, die mit bewußter Bindung an die Gewebsstruktur chemische Qualitäten und Umsetzungen sichtbar macht und exakt in der Zelle zu lokalisieren strebt. Sie ist ein Verfahren, das die enge Verbindung zur Biochemie anstrebt und herstellt. Die Biochemie vermag zwar durch chemische Anlayse von Geweben, Zellverbänden und Grundsubstanzen detaillierte Aussagen über die stoffliche Zusammensetzung zu machen. Sie vermag aber nicht feinstrukturell zu lokalisieren, d. h. sie lokalisiert nicht an der intakten Zelle, sondern kann nur Aussagen globaler Art machen, z. B. über biochemische Analysenwerte bestimmter Zellbestandteile, etwa der Kerne, der Mitochondrien, der Chromosomen usw. wofern nach Gewebszerstörung im Ultrazentrifugat eine annähernd reine Fraktion der Kerne, Mitochondrien usw. erhalten werden konnte. Zur Fraktionskontrolle benötigt auch der Biochemiker heute z. B. die elektronenmikroskopische Überprüfung. Und selbst bei leidlich reinen Mitochondrienfraktionen bringt die biochemische Analyse Näherungswerte und keine topochemische Aussage, die gerade für die Membranstruktur und ihre Enzymlokalisation von höchster Wichtigkeit ist.

Eine weitere Forschungsmethode, die letztlich zu morphologisch faßbaren Versuchsergebnissen führt, hat die *Anwendung von Radioisotopen* in der Grundlagenforschung erbracht. Die Wichtigkeit der Methode besteht darin, daß wir damit den Nachweis des biochemischen Einbaues bestimmter Elemente und Eiweißbestandteile durch Anwendung von Radioisotopen im Gewebe, ja selbst in der Einzelzelle, genau orten können. Die Methode kann im lichtmikroskopischen Bereich und im elektronenmikroskopischen Bereich angewandt werden. Sie führt zur derzeit exaktesten histiotopischen Lokalisation und bringt damit in einer bislang unmöglichen Präzision Aussagen über den genauen Reaktionsort, selbst im ultramikroskopischen Bereich.

Zur lichtoptischen Analyse fertigt man aus Organen des mit Isotopen behandelten Versuchstieres mikroskopische Dünnschnitte an, bringt diese wie für die gewöhnliche histologische Untersuchung auf einen Objektträger und überzieht sie auf der Schichtseite im Dunklen mit einer Fotoemulsion. Der Schnitt wird unter Lichtabschluß aufbewahrt. Die radioaktive Strahlung der Isotopensubstanz führt zur Spaltung der Emulsion. Nach fotografischer Entwicklung des Präparates ist am Ort der Strahlung Schwärzung nachzuweisen. Die mikroskopische Betrachtung des Schnittes durch die Folie ergibt die genaue Lokalisation des Isotopes im Gewebe.

Dank der grandiosen Erfindung des Elektronenmikroskopes durch die Physiker hat die Strukturforschung im allgemeinen und im besonderen auch in der Biologie und Medizin durch Anwendung dieses Gerätes ein neues Forschungsgebiet erschlossen, das uns wichtige Bereiche des Mikrokosmos enträtselt hat und weiter enträtseln wird.

Man kann diese Epoche etwa mit der vergleichen, die durch die seinerzeitige Benutzung eines brauchbaren Mikroskopes eingeleitet wurde und die schließlich zur Zellularpathologie VIRCHOWS und andererseits zum Wissenszweig der Bakteriologie geführt hatte.

Durch das begrenzte Auflösungsvermögen des Lichtmikroskopes, das eine maximale Vergrößerung von etwa 1800fach zuläßt, war dem Bestreben einer feineren Strukturanalyse eine Grenze gesetzt. Die Dunkelzone des Mikrokosmos zu erhellen, gelang erst dem Elektronenmikroskop. Modernste Forschungsgeräte dieser Art erreichen ein Auflösungsvermögen von 4 Angström und damit eine Objektvergrößerung von 200000fach. Dies aber bringt bereits Makromoleküle zur Darstellung.

Dabei ist die Entwicklung moderner Geräte noch ganz im Fluß. In Japan und Amerika sind Hochspannungselektronenmikroskope mit supraleitenden, Helium gekühlten Linsen gefertigt worden, die Objekte bis zum 180000-fachen primär und bis zum 5millionenfachen sekundär vergrößern. Man wird damit Molekularstrukturen und Atome sichtbar machen können.

Die grandiose Leistung der ultramikroskopischen Forschung soll an einigen wenigen Beispielen aufgezeigt werden. Für die Medizin ist wichtig, daß uns die Elektronenmikroskopie vor allem geholfen hat, den Intimbau der Körperzellen als den entscheidenden Bauelementen des menschlichen Körpers zu enträtseln. Zunächst wurde die Frage, ob alle Körperzellen als Einzelelemente abgegrenzt sind, oder ob grenzenlose Zellverschmelzungen als Synzytium vorkommen, zugunsten der Einzelzelle entschieden, nur mit der Ausnahme, daß die Oberfläche der Plazentazotten von einem echten Synzytium gebildet wird. Wo anderorts synzytiale Verbände vorzuliegen schienen, wie im Herzmuskel, wurden komplizierte Schaltapparate als Verbindungselemente ermittelt. Kritische Theorien, z. B. die Neuronentheorie im Nervensystem und die Theorie des sogenannten Terminalretikulums als reizvermittelndes und Engramme speicherndes Ultranetz, konnten geklärt werden.

Die Neuronentheorie wurde bestätigt durch die ultrastrukturelle Erfassung der Schaltapparate zwischen den Neuronen und durch Klarlegung der Feinstruktur der Nervenendplatten in der Muskulatur.

Die Kenntnis der orthologischen Struktur dieser Synapsen ermöglicht beispielsweise die Feststellung eines Strukturwandels dieser Gebilde etwa durch Einwirkung von Pharmaka oder toxischen Substanzen und wird damit zu einem wichtigen Hilfsmittel der Pharmakologie bei der Wirkungsanalyse von Psychopharmaka.

Die Theorie des Terminalretikulums hingegen wurde elektronenmikroskopisch widerlegt. Die dafür gehaltenen Strukturen sind fehlgedeutet. Das Retikulum existiert nicht. Wie wichtig auch eine solche negative Feststellung ist, zeigt ein Artikel im „Bild der Wissenschaft“, in dem diesem hypotetischen Terminalretikulum eine Speicherungsfunktion für Engramme im Sinne eines Komputers angedichtet wird. Eine solche Spekulation wäre vor 12 Jahren noch möglich gewesen, als das angebliche Terminalretikulum von STÖHR entdeckt und theoretisch begründet worden war. Der Autor hat nicht verfolgt, daß die Theorie des Terminalretikulum inzwischen widerlegt wurde. So rottet die ultramikroskopische Strukturforschung auch unerbittlich pseudowissenschaftliche Schlußfolgerungen aus.

Die ultramikroskopische Strukturanalyse hat weiterhin besonders auf dem Gebiet der Zellforschung wichtige Befunde erbracht. So konnten an der Oberfläche aktiv resorbierender Zellen sogenannte *Mikrovilli,* Feinzotten, nachgewiesen werden, die eine ungeheure Vergrößerung der resorbierenden Fläche bedingen, so daß z. B. im Dünndarm ein Oberflächenwert von 2200 qm entsteht. Zudem konnte man feststellen, daß die Außenwand der Mikrovilli mit Enzymen besetzt ist. An der Oberfläche der Plazenta ist das gleiche Prinzip verwirklicht. 1 cm^2 enthält etwa 1 Milliarde Mikrovilli (Abb. 13).

Bezüglich der Analyse des Zellprotoplasmas hat die Methode Ungeahntes geleistet. Ermittelt wurden korpuskuläre Elemente wie Mitochondrien, Mikrobodis und Granula bestimmter Lokalisation, ferner vielfältige Membrangebilde als Kernmembranen, Zellmembranen, endoplasmatische Membrannetze als sogenanntes Ergastoplasmaretikulum, ferner membranbegrenzte Mikrobläschen, Membranen in den Mitochondrien; und alle Teilelemente wurden zu faszinierenden Forschungsobjekten. Es wurden an den Gebilden Strukturänderungen in Abhängigkeit von Funktionszuständen und toxischen Einwirkungen gefunden. Die Einzelelemente wurden Ziel biochemischer Forschung, da das Ultrazentrifugat jetzt auf seine strukturelle Zusammensetzung überprüft werden konnte und damit die Einheitlichkeit einer Fraktion abgesichert wurde. Die ultramikroskopische Strukturforschung ist aber noch im weiteren Sinne der topischen Präzisierung bestimmter intrazellulärer Umsetzungen fähig, so etwa bei Verwendung radioaktiver Schwermetalle, etwa als Komponente eines Antigens, das mit zellständigen Antikörpern zu reagieren vermag. Durch das im elektronenmikroskopischen Bild sichtbare Eisen wird der Reaktionsort exakt präzisiert. Durch solche oder ähnliche und sicher auch durch neue geniale Methoden wird es schließlich gelingen, für die wichtigsten Stoffumsetzungen in der Zelle eine präzise Lokalisation an den Zellstrukturen zu erreichen. Interessant, weil in der Vorstellung unerwartet, ist auch eine Art des Stofftransportes aus der Zelle, die in Form der sogenannten *Pinozytose* sich abspielt, wobei membranbegrenzte Mikrobläschen mit Inhalt durch die Zellmembran nach außen hindurchgereicht werden, eine Art Stofftransport im Kanister, die uns zeigt, daß die Weitergabe von Stoffen eben nicht immer durch einfache Diffusionsvorgänge erfolgt.

Diese Fakten mögen genügen, um das Terrain der modernen Strukturforschung zu umreißen. Es erübrigt sich wohl, auf den Vorwurf einzugehen, daß die Strukturforschung in der modernen Wissenschaft bedeutungslos sei. Sie hat in der Medizingeschichte niemals eine Bedeutung des heutigen Ausmaßes besessen. Dabei muß betont werden, daß die Strukturforschung, die wir betreiben, nicht mehr Selbstzweck ist. Sie ist eine dienende Wissenschaft, ohne deshalb Wissenschaft zweiter Ordnung zu sein. Sie sucht Strukturbeziehungen zu klären und dient damit der Physiologie und nicht zuletzt der Biochemie, von der sie — aber auch sie von ihr — wechselseitige Anregungen empfängt. Das Ziel ist die Klärung gemeinsamer Fragestellungen durch Synthese der Befunde. Und so, und *nur* so, wird es gelingen, nach und nach die Steinchen exakter naturwissenschaftlicher Erkenntnisse zu finden, aus denen das große Mosaik einer neuen modernen naturwissenschaftlich begründbaren Medizintheorie entstehen wird.

Man darf also sagen, daß sowohl die pathologische Makro- wie Mikromorphologie in der ärztlichen Heilkunde eine bedeutsame Rolle spielt und daß dies logischerweise auch für die studentisch-medizinische Ausbildung gelten muß. Die ungeheuere Zunahme naturwissenschaftlicher Erkenntnisse besonders auf den Gebieten der Biochemie, Pharmakologie, Immunologie erfordert allerdings, was den *Ausbildungsinhalt* im Gesamtplan des Medizinstudiums anlangt, zwangsläufig eine *Bilanz der morphologischen Fächer.*

Diese müßte vor allem zu einer zweckdienlichen Konzentration der Vorlesungsinhalte führen. Die Auswahl des Stoffes in Anatomie muß den Erfordernissen der nachfolgenden Ausbildung in Pathologie, Physiologie und in der Klinik entsprechen.

Der Unterricht in Pathologie sollte vor allem die Fähigkeit zur naturwissenschaftlichen Beobachtung anerziehen und entwickeln. In der Allgemeinen Pathologie müssen die in der Medizinpraxis immer wiederkehrenden Probleme der Dystrophie, der Zirkulationsstörungen, der Stoffwechselanomalien, der Entzündung, der Mißbildungs- und der Geschwulstlehre behandelt werden. Aus der Speziellen Pathologie müssen dem Studenten die charakteristischen Strukturabwegigkeiten der verschiedenen *Krankheitsentitäten* beigebracht werden, um die theoretische Basis für Pathophysiologie und klinische Fächer zu schaffen.

Die Probleme der medizinischen Grundlagenforschung sollten nach Möglichkeit unter Beteiligung aller naturwissenschaftlichen Disziplinen in Angriff genommen werden. Innerhalb solcher Komplexforschungen sollten die Morphologen die ihnen adäquaten Aufgaben lösen.

Die Morphologie wird also auch künftig den ihr gebührenden Platz in der medizinischen Ausbildung, Fortbildung und Praxis einnehmen. Wunschträume dürfen uns nicht dazu verleiten, vorzeitig bewährte Ausbildungsprinzipien aufzugeben. Gewiß hoffen wir, daß es der Biochemie gelingen möge, antikarzinogene Mittel oder immunologische Prinzipien zu entwickeln, die das autonome Wachstum der Tumorzellen verhindern und damit zur Ausrottung des Krebsleidens beitragen. Aber selbst diese Spekulation wäre cum grano salis zu nehmen, denn bevor ein Tumor behandelt werden könnte, müßte er ja erst entwickelt und nachgewiesen sein. So wäre auch hier noch die Morphologie im Spiele.

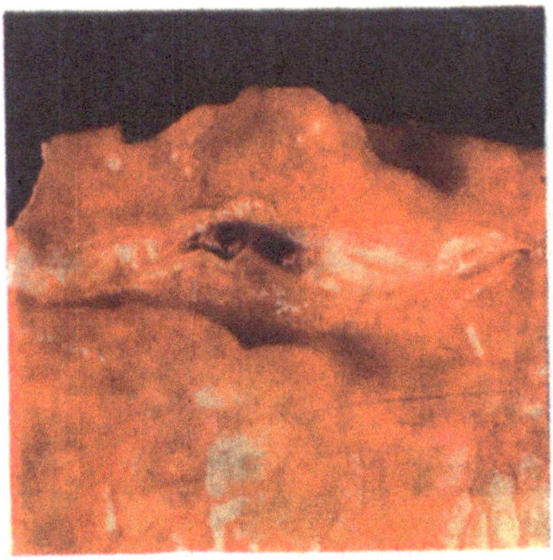

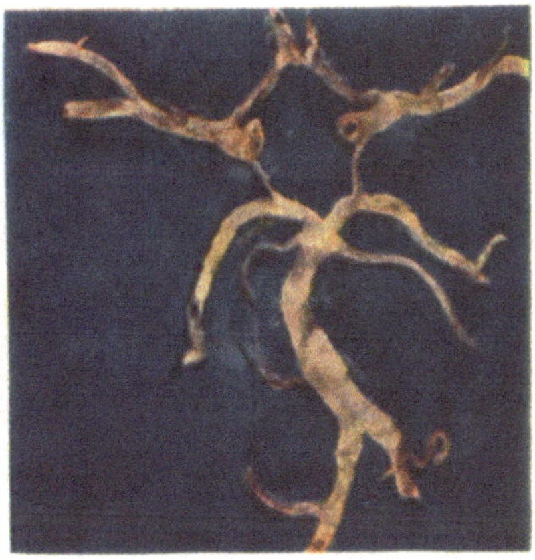

Abb. 1. Links: Herzkranzgefäß aufgeschnitten mit Wandverdickung und Ste und Thrombose an der Einengungsstelle. Rechts: Netz der Gehirnbasisarterien weißlichen Wandverdickungen und stenosierenden Lipoidkalkeinlagerungen

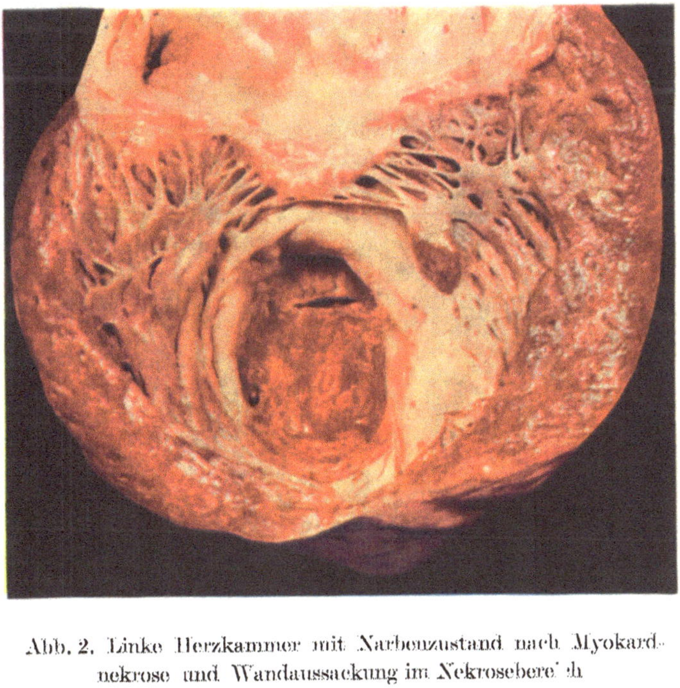

Abb. 2. Linke Herzkammer mit Narbenzustand nach Myokard-nekrose und Wandaussackung im Nekrosebereich

TAFEL II

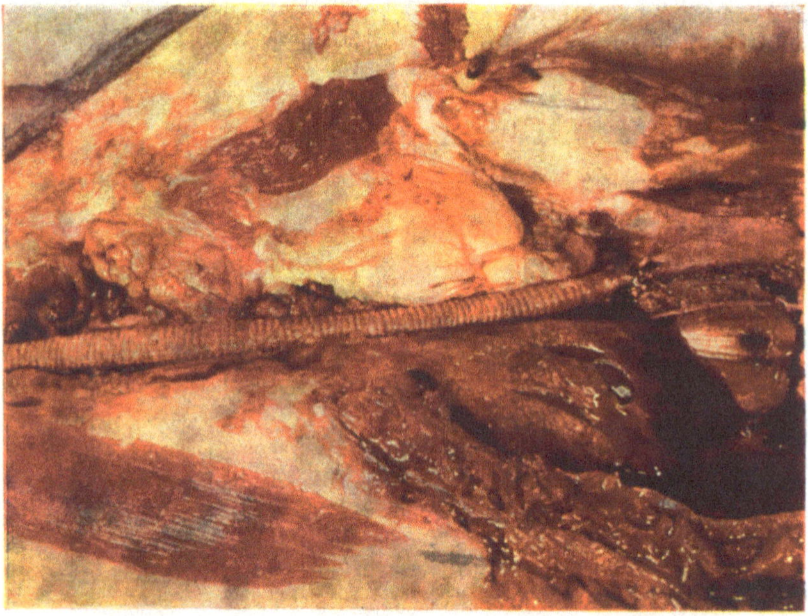

Abb. 3. Operativer Ersatz der Oberschenkelarterie durch Kunststoffrohr (geriffelt) wegen stenosierender Arteriosklerose

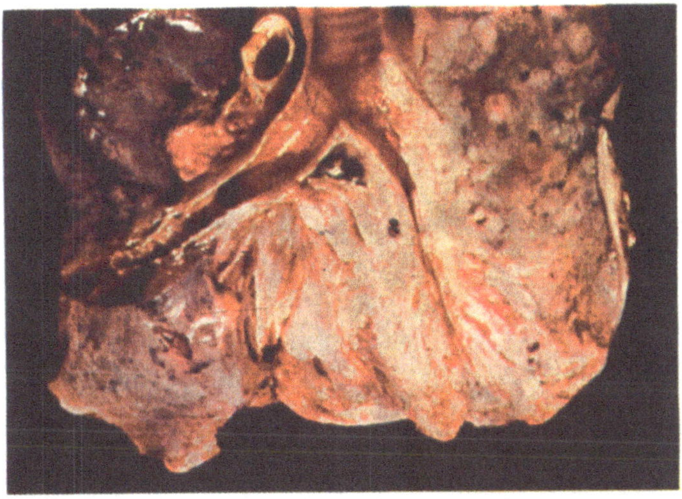

Abb. 4. Lungenkrebs. Beispiel der Organ- und Gewebszerstörung durch Neubildung von autonomem Tumorgewebe. Im Präparat helle speckige Gewebspartien

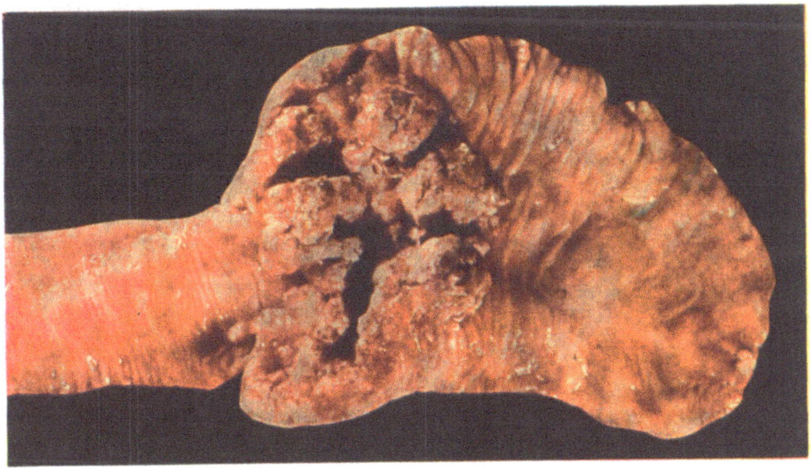

Abb. 5. Dickdarmkrebs. Typisches Nebeneinander von Wucherung und Zerfall neugebildeten Tumorgewebes. Heilung nur möglich durch Zerstörung oder Entfernung des Herdprozesses

TAFEL IV

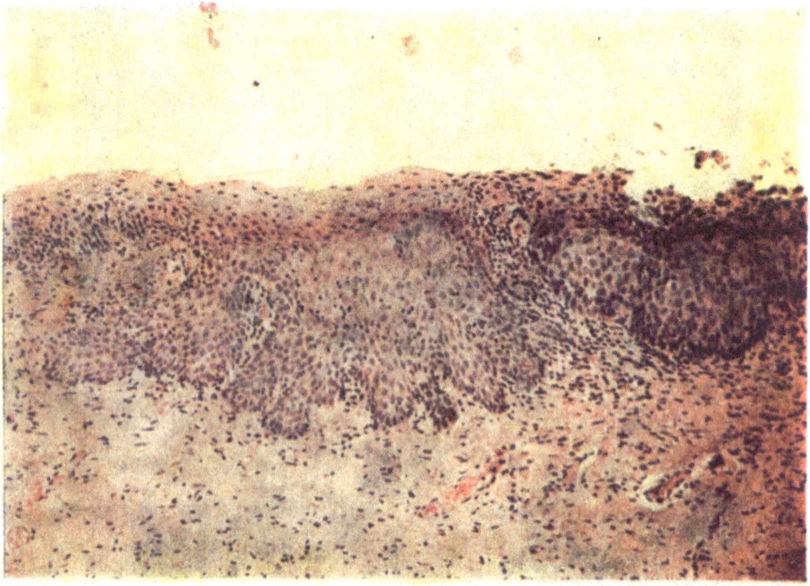

Abb. 6. Gewebsstreifen vom Muttermund der Gebärmutter. Aus zellulärem Differentialbild zu stellende Krebsfrühdiagnose. Obere Begrenzung Epithelschicht. Linke Seite: normaler Befund. Mitte: Wachstumsvorgänge am Epithel mit noch regulärem Zellzustand. Rechte Bildseite: verwilderte Epithelschicht mit Kernatypie, Kernpolymorphie und aggressivem Wachstum zum Bindegewebe hin

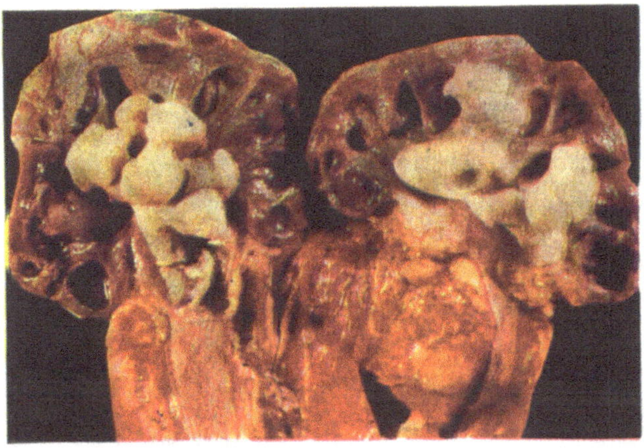

Abb. 7. Nieren mit doppelseitigem Nierenbeckenausgußphosphatstein. Schwere Nierenschädigung. Heilung nur möglich durch operative Steinbeseitigung

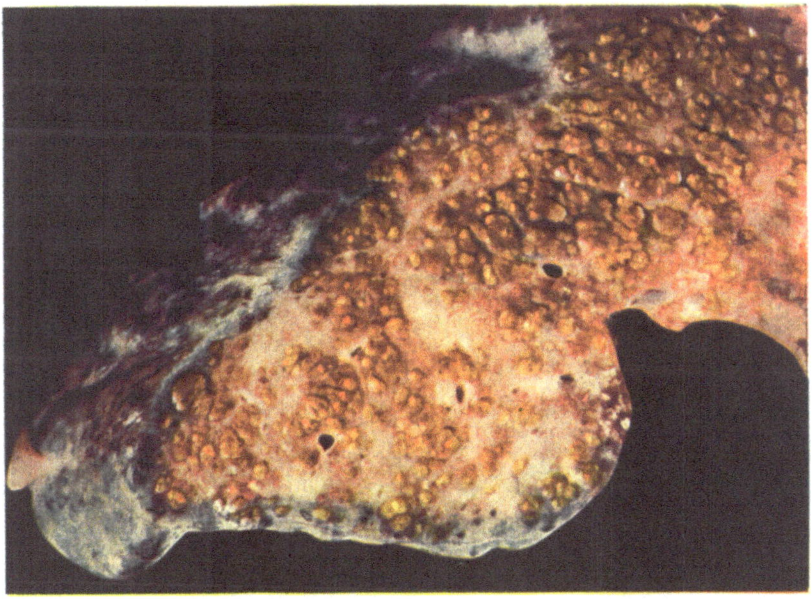

Abb. 8. Typische Schrumpfleber. Parenchymreste nur als kleine gelb-bräunliche Knoten erhalten. Das übrige Organ besteht aus glattem, weißlichem Narbengewebe. Dadurch schwerste Drosselung des Strombahnquerschnittes der Leber mit Blutstau im Pfortadersystem. Narbenzustand irreparabel. Künftig Heilung vielleicht durch Lebertransplantation

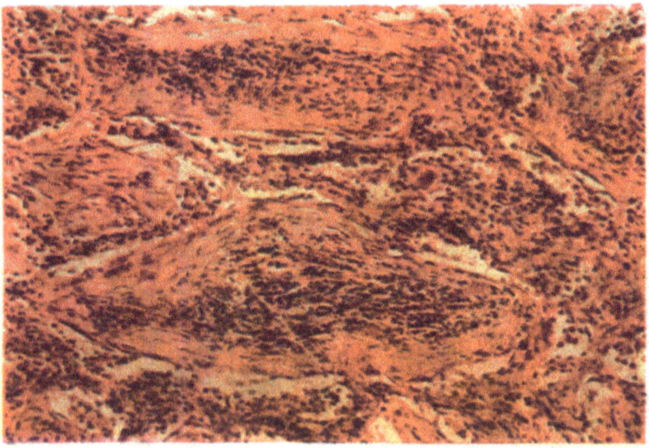

Abb. 9. Histologisches Bild einer mit Vernarbung abgeheilten Lungenentzün Die Lungenbläschen sind durch blutkapillarreiche Narbengewebe verschlossen. Der Lappen ist funktionslos. Vermeidung von Nachkrankheiten (Hirnabsze Amyloidose und Urämie) heute nur durch Lappenresektion möglich

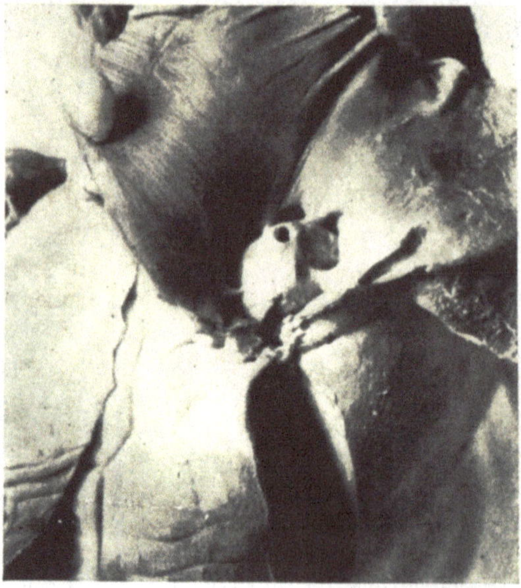

Abb. 10 Rechtes Herz mit eröffneter Pulmonalschlagader Blick auf die ..., nur noch für Stricknadel durchgängige Pulmonalklappenstenose Zustand nach Klappenverwachsung. Normale Lichtungs ite mißt 7 cm in der Zirkumferenz

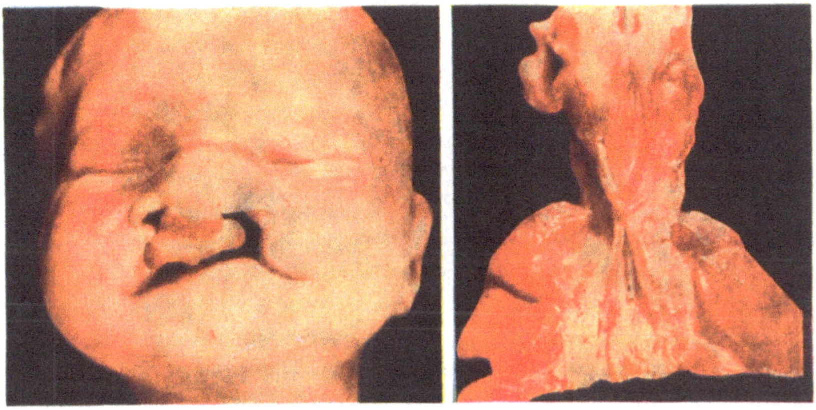

Abb. 11. Lebenswidrige Mißbildungen. Links: doppelseitige Lippen-Kiefer-Gaumen-Spalte (Wolfsrachen). Heilbar durch operativen Verschluß. Rechts: angeborener Verschluß der Speiseröhre. Oberer Anteil als Blindsack endend. Unterer Anteil aus Luftröhre entspringend. Sonde verbindet Kehlkopfeingang und unteren Speiseröhrenabschnitt. Überlebenschance nur bei operativer Korrektur der Mißbildung in den ersten Lebenstagen

TAFEL VIII

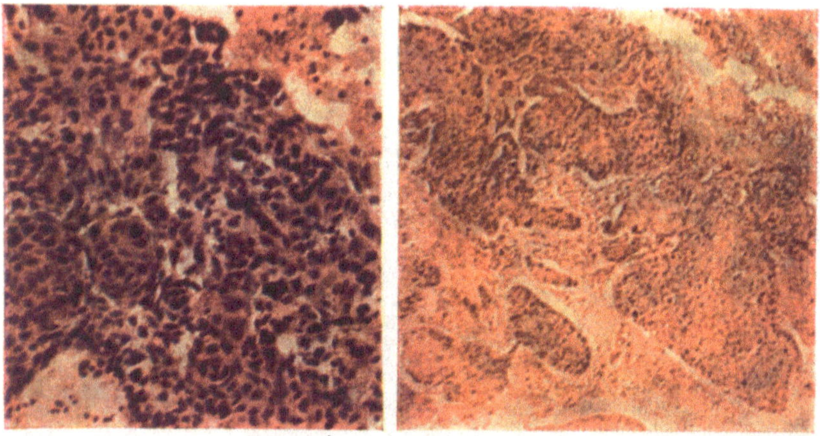

Abb. 12. Einwandfreie zytologisch-morphologische Tumordiagnostik. Gewebspartikel vom lebenden Patienten. Lungenbiopsiematerial aus peripherem tumorverdächtigem Herd. Links: polymorphes Tumorgewebe im Sinne eines anepidermoiden Pflasterzellcarcinoms. Rechts: polymorphe Tumorzellzapfen vom Pflasterzelltyp

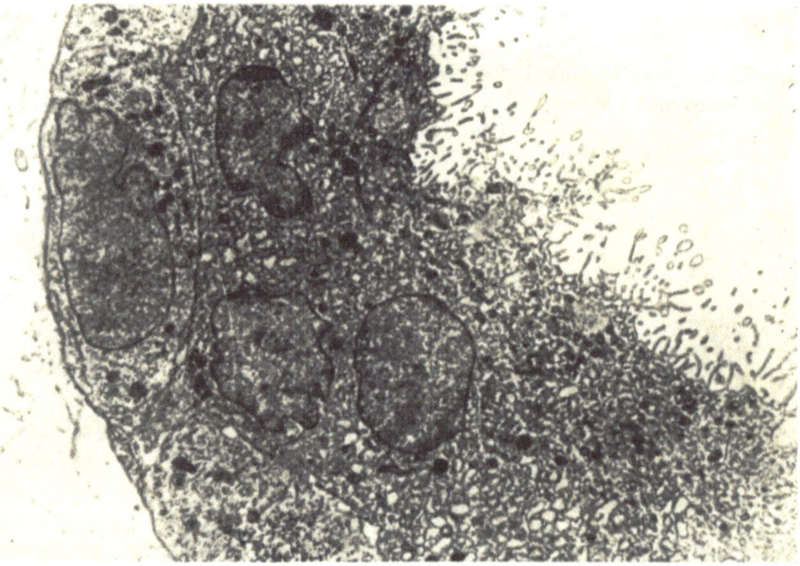

Abb. 13. Elektronenmikroskopisches Bild des Chorionepithels einer Plazentazotte. Bildrand rechts zeigt feinste Protoplasmafortsätze, sogenannte Mikrovilli. 1 cm^2 der Plazentaoberfläche enthält etwa 1 Milliarde dieser Feinstzotten. Etwa 4200 ×

Fortsetzung von der 2. Umschlagseite

Heft 3*) Dr. JOACHIM FOCKE, Asymptotische Entwicklungen mittels der Methode der stationären Phase. 2., unveränderte Auflage. 1957

Heft 4*) Prof. Dr. HANS SALIÉ, Zur Verteilung natürlicher Zahlen auf elementfremde Klassen. 1954

Heft 5*) Prof. Dr.-Ing. ENNO HEIDEBROEK, Die Verantwortlichkeit des Ingenieurs. 1954

Heft 6 Prof. Dr. HANS SCHUBERT / Dr. ERICH SCHINCKE, Zur Ermittlung von Unterschallströmungen mit der Transformationsmethode bei quadratischer Approximation der Adiabate 1955. 32 Seiten – 6 Abbildungen – 2 Tabellen – 8° – M 2,30

Heft 7 Dr. HELMUT SCHAEFER, Neue Existenzsätze in der Theorie nichtlinearer Integralgleichungen 1955. 40 Seiten – 8° – M 2,40

Band 102

Heft 1*) Dr. PAUL GÜNTHER, Über einige spezielle Probleme aus der Theorie der linearen partiellen Differentialgleichungen zweiter Ordnung. 1957

Heft 2 Prof. Dr. HANS SCHUBERT / Dr. ERICH SCHINCKE, Zum Konturproblem der Hodographenmethode im Unterschall 1957. 25 Seiten – 8° – M 2,20

Heft 3*) Prof. Dr. FRANZ RUNGE, Über die Polymerisation ungesättigter organischer Verbindungen. 1957

Heft 4 Dr. VICTOR VÂLCOVICI, Une extension des liaisons non holonomes et des principes variationnels 1958. 39 Seiten – 8° – M 2,40

Heft 5 Dr. ROLF KLÖTZLER, Beiträge zur Theorie mehrdimensionaler Variationsprobleme mit geknickten Extremalen 1958. 72 Seiten – 8° – M 4,30

Heft 6 Prof. Dr. PAULA HERTWIG, Strahlenschäden und Strahlenschutz im zellulären Bereich 1957. 43 Seiten – 14 Abbildungen i. Text u. a. 4 Tafeln – 6 Tabellen – 8° – M 2,–

Heft 7 Prof. Dr. WILHELM TREIBS, Entwicklungslinien der organischen Chemie 1957. 25 Seiten – 8° – M 1,40

Band 103

Heft 1 Prof. Dr. GEORG SPACKELER, Über die Möglichkeit einer Lieferung von Magnesiumsulfat als Düngemittel seitens des Kalibergbaus der Deutschen Demokratischen Republik
Prof. Dr. ANTON ARLAND, Magnesium im Landbau
1958. 38 Seiten – 1 Abbildung – 2 Landkarten – 8° – M 1,90

Heft 2*) Prof. Dr. HEINRICH BREDT, Über den Tod. Eine naturwissenschaftliche Betrachtung. 1958

Heft 3 Dr. HANS WUSSING, Über Einbettungen endlicher Gruppen 1958. 38 S. – 8° – M 2,50

Heft 4 Prof. Dr. ERNST NEEF, Über die Veränderlichkeit unserer geographischen Umwelt 1959. 19 Seiten – 8° – M 1,20

Heft 5 Prof. Dr. WOLFGANG LANGENBECK, Zur Biochemie der Spurenmetalle. Mit Diskussionsbeiträgen. 1959. 16 Seiten – 4 Tabellen – 8° – M 1,–

Heft 6 Prof. Dr. HANS SCHUBERT / Dr. ERICH SCHINCKE, Die Berechnung einer zirkulationslosen Unterschallströmung um den Kreiszylinder mit der Hodographenmethode 1959. 42 Seiten – 12 Abbildungen – 4 Tabellen – 8° – M 4,20

Heft 7 Prof. Dr. PAULA HERTWIG, Anpassung, Vererbung und Evolution 1959. 35 Seiten – 14 Abbildungen – 8° – M 3,20

Band 104

Heft 1 Prof. Dr. KARL SCHMALFUSS, Über das Ausmaß der biologischen Bindung des elementaren Stickstoffs. Der Einfluß assimilierbarer Stickstoffverbindungen 1960. 19 Seiten – 2 Abbildungen – 6 Tabellen – 8° – M 1,35

Heft 2 Prof. Dr. ANTON LISSNER, Charakteristische Eigenschaften der Braunkohlen 1960. 20 Seiten – 10 Abbildungen – 3 Tabellen – 8° – M 2,–

Heft 3 Prof. Dr. FRITZ STATHER, Zur Charakteristik pflanzlicher und synthetischer Gerbstoffe und deren kombinierte Verwendung bei der Gerbung 1960. 19 Seiten – 8° – M 1,10

Heft 4 Prof. Dr. HEINRICH PRELL, Bemerkungen zur Geschichte der englischen Längenmaß-Systeme 1962. 74 Seiten – 3 Tabellen – 8° – M 4,90

Heft 5 Prof. Dr. OTT-HEINRICH KELLER, Zur Berechnung des Galoisschen Körpers und der Galoisschen Gruppe einer Gleichung in erträglich vielen Schritten 1961. 23 Seiten – 8° – M 2,–

Heft 6 Dr. ROLF KLÖTZLER, Die Konstruktion geodätischer Felder im Großen in der Variationsrechnung mehrfacher Integrale 1961. 84 Seiten – 1 Abbildung – 8° – M 7,–

Heft 7 Prof. Dr. ARTHUR SIMON, Gitteraufbau und Katalyse bei der Gasentschwefelung 1961. 21 Seiten – 16 Abbildungen – 8° – M 2,10

*) *vergriffen*

Fortsetzung von der 3. Umschlagseite

Ab Band 105:

SITZUNGSBERICHTE DER SÄCHSISCHEN AKADEMIE DER WISSENSCHAFTEN ZU LEIPZIG

Band 105

Heft 1 Prof. Dr.-Ing. FRITZ OBENAUS, An der Grenze zwischen Hochspannungstechnik und Physik 1961. 19 Seiten — 14 Abbildungen — 8° — M 2,40

Heft 2 Prof. Dr. GEORG MERREM, Die klinisch-biologische Wertigkeit der Hirngeschwülste 1962. 23 Seiten — 7 Abbildungen — 2 Tabellen — 8° — M 1,90

Heft 3 Dr. ERICH SCHINCKE, Stetige schallnahe Potentialströmungen um eine Familie symmetrischer Profile mit abgerundeter Nase und ihre Grenzlinieneigenschaften 1963. 73 Seiten — 23 Abbildungen — 8° — M 8,90

Heft 4 Prof. Dr. WILHELM MAIER, Aus der analytischen Zahlentheorie. 1963. 15 S. — 8° — M 2,—

Heft 5*) Prof. Dr. WOLFGANG BUCHHEIM, Zur Theorie der geoelektrischen Erkundungsmethodik und Systematik der geoelektromagnetischen Effekte. 1964

Heft 6 Prof. Dr. WALTER BREDNOW, Christoph Wilhelm Hufeland, Arzt und Erzieher im Lichte der Aufklärung 2., unveränderte Auflage. 1964. 25 Seiten — 8° — M 1,65

Heft 7 Dr. HARALD HILBIG, Existenzsatz für begrenzte Potentialströmungen mit Totwasser um ein vorgegebenes Hindernis 1964. 52 Seiten — 8° — M 5,20

Band 106

Heft 1 Prof. Dr. EGBERT SCHWARZ, Über experimentelle Untersuchungen und klinische Erfahrungen beim alloplastischen Ersatz von Blutgefäßen. 1963. 22 S. — 11 Abbildungen — 8° — M 2,45

Heft 2*) Prof. Dr. MANFRED GERSCH, Hormone als Regulatoren von Lebensvorgängen. 1963

Heft 3 Prof. Dr. med. ROLF EMMRICH, Zur Problematik der Leberzirrhose 1964. 16 Seiten — 5 Abbildungen — 1 Tabelle — 8° — M 1,85

Heft 4*) Prof. Dr. med. ALBRECHT PEIPER, Kindernöte in alten Zeiten. 1964

Heft 5 Prof. Dr. WOLFGANG LANGENBECK, Über den Mechanismus von Enzymwirkungen 1965. 19 Seiten — 7 Abb., davon 4 vierfarbig — 8° — M 4,40

Heft 6*) Prof. Dr. WALTER BREDNOW, Tier und Mensch in Goethes naturwissenschaftlicher Sicht. 1965

Heft 7 Prof. Dr. HERBERT STAUDE, Versuche zur Natur des latenten Bildes und ihre Deutung 1965. 33 Seiten — 7 Abbildungen — 8° — M 2,60

Band 107

Heft 1 Prof. Dr. OTT-HEINRICH KELLER, Die Homologiegruppen der Flächen 3. Ordnung 1965. 15 Seiten — 8° — M 2,30

Heft 2 Prof. Dr. FRANZ RUNGE, Grignard und die nach ihm benannte Synthese 1966. 17 Seiten — 3 Abbildungen — 8° — M 2,30

Heft 3 Prof. Dr. KARL SCHMALFUSS, Zur Kenntnis der Bodenbildung 1966. 13 Seiten — 4 Tabellen — 8° — M 1,40

Heft 4 Dr. BODO RENSCHUCH, Verallgemeinerungen des Bezoutschen Satzes 1966. 41 Seiten — 8° — M 4,50

Heft 5 Prof. Dr. med. ROLF EMMRICH, Realität und Theorien des Alterns 1966. 20 Seiten — 9 Abbildungen — 8° — M 2,60

Heft 6 Prof. Dr. WILHELM MAIER, Nichteuklidische Volumina 1967. 20 Seiten — 16 Abbildungen — 8° — M 2,80

Heft 7 Dr. LOTHAR VON WOLFERSDORF, Zur Berechnung optimaler Strategien für Spiele über dem Einheitsquadrat mit an der Hauptdiagonalen unstetigen Auszahlungsfunktionen 1968. 53 Seiten — 8° — M 5,70

Band 108

Heft 1 Prof. Dr. PAUL GÖRLICH / Dipl.-Phys. DETLEF GÜLDNER / Dr. HANS-JOACHIM POHL, „Elektronische Spektralmessung" mit steuerbaren Photovervielfachern 1967. 12 Seiten — 9 Abbildungen — 1 Tabelle — 8° — M 2,10

Heft 2 Prof. Dr. MANFRED GERSCH, Neuroendokrinologie der Insekten 1968. 33 Seiten — 12 Abbildungen — 1 Kunstdrucktafel — 8° — M 4,—

Heft 3 Prof. Dr. HASSO ESSBACH, Die Bedeutung der Morphologie in der Heilkunde. *Vorliegendes Heft*

*) *vergriffen*

Einzel- oder Fortsetzungsbestellungen durch eine Buchhandlung erbeten.
Vor 1945 erschienene Berichte antiquarisch durch den Akademie-Verlag, Berlin, zum Teil noch lieferbar

AKADEMIE-VERLAG · BERLIN

FSC
www.fsc.org
MIX
Papier | Fördert gute Waldnutzung
FSC® C083411

Kolibri 360 GmbH
Ferdinand-Jühlke-Straße 7
99095 Erfurt, Deutschland
produktsicherheit@kolibri360.de